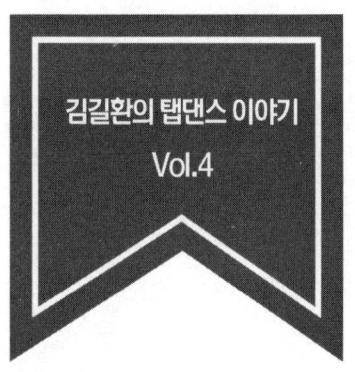

김길환의 탭댄스 이야기
Vol.4

김길환의 탭댄스 이야기 Vol.4
초판발행 | 2024년 02월 04일
저자 | 김길환
발행인 | 박찬우
편집인 | 우현
펴낸곳 | 파랑새미디어

등록번호 | 제313-2006-000085호
서울특별시 마포구 서교동 357-1 서교프라자 318
전화 | 02-333-8311
팩스 | 02-333-8326
메일 | adam3838@naver.com

ⓒ 김길환
정가 : 24,000원
ISBN : 979-11-5721-187-6
ISBN : 979-11-5721-137-1 14680(set)

들어가는 글

내게 탭댄스라는 예술의 재능을 주신

하나님께 감사드리며

이곳에 내게 깨우쳐 주신

탭댄스의 수많은 이야기들을 남깁니다

탭댄스 이야기 Vol.4

들어가는 글 • 05

001. 노래에 맞춰 하는 탭댄스 · · · · · · · · · · · 012
002. 시대를 타는 예술, 탭댄스 · · · · · · · · · · 013
003. 탭댄스 노이로제 · · · · · · · · · · · · · · 015
004. 재미로 하는 탭댄스 · · · · · · · · · · · · 016
005. 쉽게 보이는데 안되는 탭댄스 · · · · · · · · 018
006. 모르는 것 알아가는 탭댄스 · · · · · · · · · 018
007. 음악적인 탭댄스 · · · · · · · · · · · · · · 019
008. 탭댄스와 맞물리는 울림들 · · · · · · · · · · 020
009. 탭댄스를 화려하게 만드는 법 · · · · · · · · 021
010. 탭댄스 발놀림 · · · · · · · · · · · · · · · 022
011. 탭댄스를 배우는 자, 같이 사는 자 · · · · · · 023
012. 탭댄스와 발효음식 · · · · · · · · · · · · · 024
013. 탭댄스는 씹는 맛 · · · · · · · · · · · · · · 025
014. 탭댄스 Heeldrop(힐드롭)이 이상하게 꼬이는 경우 · 026
015. 탭댄스 체력과 근력 · · · · · · · · · · · · · 027
016. 기억에 남을 탭댄스 · · · · · · · · · · · · · 028
017. 탭댄스 했냐 안했냐? 되냐 안되냐? · · · · · · 030
018. 탭댄스의 장점, 단점 · · · · · · · · · · · · 031
019. 탭댄스하는 사람에게 하고 싶은 말, 꼭 알아야 하는 것 · 032
020. 탭댄스 강사나 무대, 현장에서 뛰는 사람들에게 하고 싶은 말 · 033
021. 템포 탭댄스 · · · · · · · · · · · · · · · · 035
022. 그냥 하면 되는데 음악에 맞추면 안 되는 탭댄스 · · 036
023. 피곤해서 잠을 자는 탭댄스 · · · · · · · · · 037
024. 탭댄스 디자인 · · · · · · · · · · · · · · · 039

025. 탭댄스 스텝으로 가는 길 · · · · · · · · · · · 039
026. 탭댄스 슈크림 붕어빵 · · · · · · · · · · · 040
027. 여유 있는 탭댄스 레슨 · · · · · · · · · · · 041
028. 탭댄스 상대의 입장으로 설명하기 · · · · · · 043
029. 탭댄스 고수가 된다는 것 · · · · · · · · · · 044
030. 새롭게 시도되는 상품과 탭댄스 · · · · · · · 045
031. 탭댄스와 달걀 · · · · · · · · · · · · · · · 046
032. 몸이 받아들이는 탭댄스 · · · · · · · · · · 047
033. 탭댄스의 道 - 수백 가지 차원 · · · · · · · · 048
034. 탭댄스와 발톱 · · · · · · · · · · · · · · · 049
035. 탭댄스 Stomp(스톰프)와 Step(스텝)을 구분하는 맛 · 050
036. 탭댄스 몸과 마음 만들기 · · · · · · · · · · 051
037. 쉽게 풀어나가는 탭댄스 · · · · · · · · · · 052
038. 탭댄스와 껍데기 · · · · · · · · · · · · · · 053
039. 탭댄스와 '텃새' · · · · · · · · · · · · · · · 055
040. 탭댄스 소유의 품격 · · · · · · · · · · · · 056
041. 탭댄스와 무대 울렁증 · · · · · · · · · · · 057
042. 탭댄스와 암세포 · · · · · · · · · · · · · · 058
043. 흐름을 타는 탭댄스 · · · · · · · · · · · · 059
044. 탭댄스 발 근육 가열하기 · · · · · · · · · · 060
045. 탭댄스 뜸들이기 · · · · · · · · · · · · · · 061
046. 탭댄스의 작곡과 편곡 · · · · · · · · · · · 062
047. 탭댄스의 불 · · · · · · · · · · · · · · · · 063
048. 탭댄스의 함정 · · · · · · · · · · · · · · · 064
049. 탭댄스 스텝 만들 때 3가지 핵심 요소 R,S,D · · · 065
050. 탭댄스 리듬의 길 · · · · · · · · · · · · · 066

051. 탭댄스 실수 줄이기 · · · · · · · · · · · · · · 067
052. 탭댄스 양발 효과 · · · · · · · · · · · · · · · 068
053. 탭댄스 소리의 톡 쏘는 맛 · · · · · · · · · · 069
054. 탭댄스 실루엣 효과 · · · · · · · · · · · · · 070
055. 어제와 다르게 느껴지는 탭댄스 리듬 · · · · · · 071
056. 탭댄스의 탭슈즈는 금관악기인가 목관악기인가? · · 072
057. 탭댄스 한 수 두 수 내다보기 · · · · · · · · · 073
058. 탭댄스 하나 더 배우기 · · · · · · · · · · · · 074
059. 탭댄스와 축구 · · · · · · · · · · · · · · · · 075
060. 탭댄스 보는 차원 · · · · · · · · · · · · · · 077
061. 탭댄스 공연 기술 · · · · · · · · · · · · · · 078
062. 탭댄스 감 잡기 · · · · · · · · · · · · · · · 079
063. 탭댄스 여러 번 보기 · · · · · · · · · · · · · 080
064. 탭댄스 노력의 대가(代價) · · · · · · · · · · 081
065. 탭댄스와 요리맛 · · · · · · · · · · · · · · · 082
066. 탭댄스 자꾸 하기 · · · · · · · · · · · · · · 083
067. 탭댄스 만들어지기 · · · · · · · · · · · · · · 084
068. 탭댄스 보물상자 열쇠 · · · · · · · · · · · · 085
069. 탭댄스 고통길과 순탄한 길 · · · · · · · · · · 086
070. 탭댄스의 눈 · · · · · · · · · · · · · · · · · 088
071. 탭댄스와 인간 · · · · · · · · · · · · · · · · 089
072. 탭댄스 배우는 이들의 고민 · · · · · · · · · · 091
073. 탭댄스 베풀기 · · · · · · · · · · · · · · · · 092
074. 탭댄스 용어 기억하기 · · · · · · · · · · · · 093
075. 탭댄스와 큰 사람 · · · · · · · · · · · · · · 094
076. 탭댄스와 얼어 있는 개미 · · · · · · · · · · · 096

CONTENTS

077. 탭댄스 개발 · · · · · · · · · · · · · · · 097
078. 탭댄스 분별법 & 탭슈즈 분별법 · · · · · · · 098
079. 같은 탭댄스 스텝, 다른 노래 · · · · · · · · 099
080. 탭댄스와 구운 마늘 · · · · · · · · · · · · 100
081. 탭댄스와 굳은살 · · · · · · · · · · · · · 101
082. 탭댄스 안무를 노래에 맞춰 만들 때 · · · · · 102
083. 탭댄스 농사짓듯 하여라 · · · · · · · · · · 103
084. 탭댄스가 잘 안 되는 원인 · · · · · · · · · 104
085. 탭댄스의 道 - 정말 하고자 하는 마음 · · · · · 105
086. 탭댄스 레이백 기법 Lay back텝 · · · · · · · 106
087. 탭댄스 싱코페이션 기법 Syncopation · · · · 107
088. 길들여진 탭댄스 바닥재 · · · · · · · · · · 108
089. 탭댄스의 道 - 세 가지의 성장 · · · · · · · · 109
090. 탭댄스의 道 - 뇌 사용 · · · · · · · · · · · 110
091. 감칠 맛 나는 탭댄스 · · · · · · · · · · · · 111
092. 탭댄스 무너지면 나만 손해 · · · · · · · · · 112
093. 탭댄스 흡수 능력, 인식, 성장 · · · · · · · · 113
094. 탭댄스 가르치는 대로 익힌다 · · · · · · · · 114
095. 탭댄스의 현란함 · · · · · · · · · · · · · · 116
096. 탭댄스 스텝 핵심 신경 쓸 것 · · · · · · · · 117
097. 탭댄스 띄어쓰기 · · · · · · · · · · · · · · 118
098. 탭댄스 칼라 · · · · · · · · · · · · · · · · 119
099. 탭댄스와 겨울 · · · · · · · · · · · · · · · 120
100. 탭댄스 기록 남기기 · · · · · · · · · · · · 121

　　　♠ 탭댄스, 1회 무료 수강 쿠폰 · 122

ART OF TAP

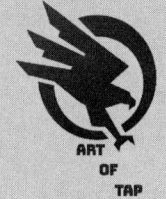

ART
OF
TAP

1. 노래에 맞춰 하는 탭댄스

박자에 맞춰서 익힐 때는 발이 헷갈려서 계속 헤맵니다
그래서 8소절에 딱 맞게 떨어지는
'학교종이 땡땡땡'과 '산토끼' 노래에 맞춰 스텝을 해 봅니다
노래가 딱 맞게 8소절에 끝나니까
박자에만 맞춰서 연습할 때와는 다르게
중간에 스텝이 멈춰지지 않고 끝까지 8소절을 다하게 됩니다

사람마다 탭댄스의 리듬이 익숙해지는 방법은 다양합니다
노래에 맞추는 게 더 어려울 것 같아도
동요같이 심플하게 만들어진 음악은 오히려 더 쉽게 리듬이 이해되기도 합니다
그건 평소에 그 음을 잘 알고 있었기 때문인 것입니다
처음 접하게 되는 박자보다는 이미 알고 있던 것이 익숙한 것입니다

성공하려면, 완전하게 행해라. ®

2. 시대를 타는 예술, 탭댄스

　전쟁의 시대에 살았던 많은 예술가들
　혼란한 국가 정세와 정치 속에서 생계와 맞물려 살았던 예술가들
　그들이 표현하고자 했던 예술 세계와 방향은
　올곧게 순수하게 자신을 표출시키면서 완성으로 나아갈 수 없었고
　때론 사회의 억압과 혼란 속에 방황하며 조절하며 작품을 표출할 수밖에 없었습니다
　시대가 그러하지 않았다면 그 예술가는 그런 작품들을 만들지 않았을 것입니다

　탭댄스가 현대적인 틀을 지니게 된 것은 20세기가 시작되는 1900년대입니다
　미국에서 틀이 잡혀 탭댄스의 형식이 하나씩 갖춰지면서 드러나게 된 것입니다
　그 시절에는 재즈음악과 맞물리며 가게나 거리에서 생계를 위해 탭댄스를 하거나
　대중들이 좋아하는 뮤지컬과 영화 속에서 탭댄스를 하는 모습이 있었습니다

　시대를 타고 계속 사라지지 않고 명맥을 이어온 탭댄스가 지금 시대에는 어떻게 적용되어 표현되면서 존재하고 있을까요?
　뮤지컬 속의 작품으로 한 장르가 있고,
　연극 속의 흐름 가운데에서도 등장하기도 하고,

방송에서 색다르게 표현되어 드러나기도 하고,
전문적으로 하거나 취미로 하는 사람들에게로 이어지기도 하면서 계속 존재하고 있습니다

여태껏 100년을 넘게 그렇게 탭댄스는 대중 속에서 존재해 왔듯이
앞으로의 시대에도 탭댄스는 그 정통의 모습을 지니면서도
또 한편으로는 새로운 시대에 어울리며 응용되면서 함께해 나갈 것입니다

탭댄스는 구두를 신고 발로 움직이며 리듬을 스스로 만들어 내는 것이기 때문에
어느 시대든 적용되어 존재할 수 있는 것입니다
시대와 함께 흐르기도 하고 때로는 시대와는 상관없이
탭댄스는 그렇게 대중예술의 한 장르로 영원히 같이 존재하며 가게 될 것입니다

기회를 잡는 데도 '완전한 시간'이 있다.
그 시간에 행하는 자만 그 시간에 기회를 잡아 성공한다. ®

3. 탭댄스 노이로제

탭댄스 스텝을 치다 보면 의도하지 않아도 소리를 헛치게 되거나 음정이 다르게 나오는 경우가 있습니다
실력 부족이라고 하는 것이 정답이지만
완벽하게 하지 못하는 그 아쉬움
아는데 노력이 부족해서, 실력이 부족해서
원하는 경지에 내가 다다르지 못할 때의 그 안타까움과 절망
그것이 쌓여 뛰어넘지 못하고 짓눌리게 되면
이제 스트레스가 생기고
그런데도 이겨내면서 열심히 하는데도 또 안 되게 되면
노이로제의 신경성으로까지 이어지기도 합니다

이겨낼 것인가 타협할 것인가
이겨낼 방법을 찾는다면 그 길을 가면 되는 것이고
타협하게 되면 그 길로 가는 것입니다
너무 한 길로만 고집해서 노이로제까지 갈 필요는 없습니다

이런 현상 없이 탭댄스를 꾸준하게 해 나갈 수 있다면
그것이 가장 즐거운 것입니다

쭉 빠져 잠을 자듯, 모든 일을 그렇게 해야 승리한다. ®

4. 재미로 하는 탭댄스

많은 걸 할 수 있습니다
그만큼 알고 있고 또 가지고 있습니다
그래도 안 하고, 하고 싶은 선까지만 합니다
하고 싶은 것까지만 하고 맙니다
그게 더 재미있기 때문입니다
그 이상의 것은 재미보다는 부담입니다
그 이상의 것이 또 재미있어지려면
분위기가 바뀌고 새로운 주기가 와야 합니다
지금은 이 정도가 재밌습니다
그러니 늘 재밌습니다
재밌게 하면서도 할 건 다 합니다
스스로 혼자 만족입니다
더 재미가 커지게 될 날도 있을 것입니다
누구를 만나게 되느냐에 달렸습니다

후회는 후에 하게 됩니다. 고로 열심히 해야 됩니다.
열심히 하는 자만 승리하고 성공하게 됩니다. ®

5. 쉽게 보이는데 안되는 탭댄스

A스텝 1번 Ball Change(볼체인지)
이것만 익힐 때는 쉬웠습니다
다음은 B스텝 2번 Stomp Hop Step(스톰프 합 스텝)
이것을 익히는 데는 조금 중심 잡기 힘들었지만 그래도 결국은 익혔습니다
그다음으로는 C스텝 3번 Flap Ball Change(플랩 볼체인지)가 나오는데
플랩을 먼저 하니까 헷갈리기는 했지만 그래도 쉽게 익힌 편입니다
결국 다 쉽게는 보이는데
이것을 1번 2번 3번 연결을 시키니까 왜 이리 어려워지는 걸까요

쉽게 보여도 보이는 것만 쉽게 보이는 것뿐이지
그것이 익숙해질 때까지는 어려운 법입니다
그러니 모든 것을 만만하게 생각하면 안 됩니다
쉽게 보이는 스텝들도 익숙해지기 전까지는 쉬운 게 아닙니다

〈자기 개성과 재능〉을 '자기 희망과 재산'으로 삼고,
개성과 재능대로 행하면서 살아야 됩니다. 그러면 성공합니다. ®

6. 모르는 것 알아가는 탭댄스

스스로 깨우쳐 나갈 능력이 있다면 그 능력은 참으로 대단한 것입니다

탭댄스를 할 줄 안다는 것
어떤 스텝을 해야 하고 어떻게 써야 하는지
알면 가능한 것입니다
그리고 알았으면 그것이 내 것이 될 수 있도록
연습을 하며 익숙하게 만들어야 합니다

몰라서 못하는 경우가 대부분입니다
반면 알면서도 안 하게 되는 것은 개인 차이인 것입니다

모르던 것을 알게 된다는 것
알기 위해 수고하고 애쓰는 노력이 있어야 합니다
또 알게 된 것을 앎으로만 끝내지 않고
자기 것으로 완전히 소화하려면 수고와 노력이 또 있어야 합니다

스스로 깨우칠 수 없다면 배워서 얻어야 하는 것입니다

'개성과 재능'대로 행하면 성공률이 높아집니다. ®

7. 음악적인 탭댄스

순서만 익힐 때는 빨리 익혔습니다
음악 없이 리듬을 외면서 할 때도 잘 되었습니다
그래서 그다음으로 음악에 맞추었습니다
그런데 음악에 맞추니 스텝이 헷갈리게 되었습니다
그 이유는 음악 속에 리듬이 여러 가지가 나오니
그것이 스텝의 리듬과 겹치게 들려 헷갈리게 되는 것입니다

탭댄스 스텝을 잘하려면 음악적인 감각도 같이 향상시켜야 하는 것입니다

〈뇌〉가 병들지 않아야 성공합니다.
〈생각〉이 좋고 위대해야 성공합니다. ®

8. 탭댄스와 맞물리는 울림들

음악 속에서 겹치는 부분들입니다

노래의 음정과 느낌에 따라
악기의 비트와 소리에 따라

노래의 가사와 박자
전주와 간주와 비트와 리듬

노랫소리, 악기 소리, 비트
결국 울리는 비트의 영향이 있습니다

소리와 어울리게 되는 비트
박자의 대향연입니다

'행하는 자, 실천하는 자'만이 성공한다. ®

9. 탭댄스를 화려하게 만드는 법

열광적으로 움직이며 비트에 맞게 동작과 소리를 이끌어 냅니다
동작은 그리 크게 하지 않아도 몸은 빠르게 움직이는 모습을 보여줘야 합니다
여럿이 하게 되면 방향을 맞추면서 하다가도
한 번씩 어긋나게 변화를 주면 더 다양해집니다
그럴 때 팔동작도 함께 표현해주면 효과는 더욱 커집니다
특별한 기술이 없어도 스텝만 빠르게 단순하게 표현해도
보는 사람은 아주 경쾌한 맛을 느낍니다

'환경과 처지' 때문에 마음이 약해지거나
병들어서 다짐이 무너지면,
얼른 고치면서 행하는 자, 실천하는 자만이 성공한다. ®

10. 탭댄스 발놀림

피아노 처음 하는 사람의 손을 보면
손가락이 건반을 제대로 못 치고
손가락 움직임이 어설픈 것을 보게 됩니다
그것은 아직 기초이기에 그런 것입니다

탭댄스를 처음 하는 사람의 발을 보면
발모양이 바닥을 제대로 못 치고
움직이는 것을 봐도 엉성한 것이 보입니다
아직 기초이기 때문에 그렇습니다

손놀림이 안 좋으면 피아노가 좋은 소리가 나올 수 없듯이
발놀림이 안 좋으면 탭소리도 좋은 소리가 나올 수가 없습니다

손놀림을 보면 그 사람의 피아노 실력을 어느 정도 알 수 있듯이
발놀림 상태를 보면 그 사람의 탭댄스 실력을 어느 정도 알 수 있습니다

> 만사의 모든 일이 '순서'가 바뀌면 되는 일이 없다.
> 먼저는 순서대로 하고, 그다음에 얼마나 열심히 하느냐에 따라 승리한다.
> 다시 말하면, 열심히만 하면 성공하지 못한다.
> 순서대로 하면서 열심히 해야 성공한다. ®

11. 탭댄스를 배우는 자, 같이 사는 자

R - 배우는 자는 배우는 만큼만 가르쳐 주고
같이 사는 자는 같이 사는 만큼 가르쳐 준다

탭댄스를 배우러 오는 사람은 배우는 만큼만 알려줍니다
탭댄스로 와서 같이 살며 움직이고 뛰는 자는
같이 살고 뛰는 만큼 가르쳐 줍니다

이 차이는 탭댄스를 깊이 있게 익히는 데 큰 영향이 갑니다

완벽하게 구상하기, 완벽하게 행하기다.
그러면 '신'이 되어서 구상하고 계획한 대로 성공한다. ®

12. 탭댄스와 발효음식

김치도 그렇고 익어가는 모든 음식이 그러하듯이
처음 만든 후 적당한 조건을 갖추어놓고 내버려두면
시간이 흐를수록 발효가 되어 더 맛있고 영양 있는 음식이 됩니다

탭댄스도 이와 같은 것입니다
처음 익혔을 때는 어리숙한 폼이 나기도 하지만
시간이 흐르면서 제대로 숙달이 되고 폼이 더 만들어지고 실력이 쌓이게 됩니다

발효되는 기능은 음식만 해당하는 게 아니라
여러 다방면의 모든 것에도 해당합니다

익숙해지는 것이 곧 발효라 할 수 있겠습니다

〈뇌〉는 '자기 생각'으로 지시하고, 다스리고, 부릴 줄 알아야 된다.
'자기 생각'으로 〈자기 뇌〉를 부리는 자가 성공한다. ®

13. 탭댄스는 씹는 맛

고기는 씹는 맛이라는 말이 있습니다
고기를 제대로 먹는 사람은 압니다

그렇다면 탭댄스의 씹는 맛이란 무엇일까요?
스텝을 진지하게 바닥에 제대로 때릴 때 느껴지는 발의 감각
바로 그 맛입니다
그것이 몸으로 느껴지고 소리를 통해 뇌에 전달이 되며 느껴집니다

뇌에 이상이 있다면 고기를 먹어도 고기맛을 제대로 못 느끼게 됩니다
탭댄스의 씹는 맛은 제대로 스텝을 때려줄 때 느끼게 됩니다
이 맛을 모르고 탭댄스를 하고 있다면
고기맛을 모르고 고기를 먹으며 배만 부른 것과도 같습니다

어떤 자는 100% 했다가 무너져서 40% 남았다.
40%가 남았는데도 포기해 버린다.
<성공법>을 모르기 때문이다. ®

14. 탭댄스 Heeldrop(힐드롭)이 이상하게 꼬이는 경우

탭댄스를 생전 처음 접하는 사람이 있습니다
Shuffle(셔플) 위주의 발가락 쓰는 스텝들은 잘 익힙니다
그런데 Heeldrop(힐드롭,뒷굽)을 쓰는 Paddle roll(패들롤) 들어가면 발 모양이 흐트러집니다
왜 그런가 봤더니
이 사람은 평소에 운동이나 춤을 춰서 발에 힘이 붙어 있었습니다
그러다 보니 발가락 위주로 버티며 하는 스텝은 남들보다 빨리 익혔던 것입니다
그런데 뒷굽을 쓰는 스텝들을 하니 그것은 평소에 안 쓰는 근육 부위인지라
일반적으로 처음 하는 사람처럼 헤매는 모습이 나왔던 것입니다

이런 경우는 Heeldrop(힐드롭)을 치는 트레이닝을 해주면 단련이 되어 좋아질 것입니다

1%의 가능성만 있어도 포기하지 말아라.
포기하면 끝이다. 1% 가지고 행하여 100%를 만들면 된다. ®

15. 탭댄스 체력과 근력

독수리가 구름 위로 올라갈 수 있는 방법은
날개가 튼튼하고 심장이 강하고 눈도 좋기 때문입니다
여러 가지 조건이 갖춰져 있기에 그것이 가능한 것입니다
일반 새들은 그 체질이 안되어서 그렇게 하지 못합니다

탭댄스를 하다 보면 싱글, 더블이 들어가는 스텝들이 좀 있습니다
이것은 '날기'의 단계로 넘어가야 할 수 있는 스텝들입니다
그러하기에 그냥 '뛰기'나 '걷기' 단계에서는 익힐 수가 없습니다

이것을 익히기 위해서는 탭댄스를 즐기는 차원을 넘어서
체력과 근력을 갖춰서 몸을 날려줘야 익혀지게 됩니다

이 기술들은 난이도가 있기에 제대로 맘먹고 하는 사람만이 습득하게 됩니다
체력과 근력이 갖춰져 있는 사람이 하게 되면 훨씬 수월하게 익히게 됩니다

1000미러를 가야 성공한다 하자.
'매일' 1미러씩 조금씩 가다 보면,
자기도 모르게 멀리 가서 어느새 '목적지'에 가까이 가게 된다. ®

16. 기억에 남을 탭댄스

 탭댄스는 자체적으로 당연히 영원히 가는 장르일 것이고
 탭댄스는 하는 사람으로서 기억에 남을 사람이 되려면 어찌해야 할까요?
 옛날에 탭댄스를 했던 사람들이 지금 어떻게 기억에 남아 있는지 보면 답이 나옵니다

 그중 첫째는, 공연을 많이 해서 영상자료들을 남기고 드러내어
 대중들에게 자신을 각인시키는 것입니다
 둘째는, 지워지지 않을 기록 자료들을 남겨두는 것입니다
 책이나 논문 등으로 자료들을 제작해서 남겨두는 방법인 것입니다
 셋째는, 제자들을 양성하여 그 제자들이 탭댄스의 흐름을 계속 이어가게 하는 방법입니다

 이 세 가지를 모두 제대로 잘한다면 탭댄스 역사를 논할 때 그 인물은 꼭 등장하게 될 것이고
 세 가지는 못 하더라도 하나라도 제대로 해 놓고 간다면
 탭댄스를 제대로 즐기고 찾는 사람에게는 어떤 형태로든 기억에 남는 사람이 될 것입니다

 탭댄스를 그냥 즐기기만 할 것인가

혹은 한때 취미로 하고 말 것인가
아니면 탭댄스 역사의 흐름 속에 이름을 남길 것인가
모든 길은 자신이 마음먹고 하기에 달렸습니다

무엇이든지 '자기가 해야 될 일'을 했으면, 승리한 것이다. ®

17. 탭댄스 했냐 안했냐? 되냐 안되냐?

탭댄스 했냐 안 했냐?
되냐 안 되냐?

탭댄스를 해보지 않은 사람에게는 해봤냐 안 해봤냐?
이게 핵심 관건인 것이고
남에게 선보이기 위해 준비하는 사람에게는
연습을 했냐 안 했냐가 핵심 포인트이고
공연이나 레슨을 하는 사람에게는
되냐 안되냐가 핵심인 것입니다

그것 외의 나머지 상황들은 다 부수적으로 따르는 것들
핵심을 먼저 해결하지 못하고 사이드의 것들에 더 쏠려서 한다면
깊이는 못하게 됩니다

결국 남는 것은 보이고 기록되는 것들뿐입니다
핵심을 먼저 해결하고 갖춘 후
나머지 가지들을 펼쳐나가면 됩니다

〈실천〉이 승리다. ®

18. 탭댄스의 장점, 단점

탭댄스의 장점은 무엇일까요?
탭댄스를 즐기는 사람들, 하고 싶어 하는 사람들 모두 탭댄스의 장점을 알고 있습니다
즐겁다, 재밌다, 리듬감 있어 좋다, 운동이 되어 좋다, 삶의 활력이 된다 등등
모두 알만한 사람은 각자 다 압니다

탭댄스의 단점은 무엇일까요?
어렵다, 무릎이 아프다?(이것은 Shuffle(셔플)을 제대로 못 해서 그런 것이고), 연습할 곳이 많지 않다 등
각자 다 나름대로 겪고 있습니다

이 모든 것을 두고 말할 때 탭댄스는 단점보다는 장점이 더 많다는 사실입니다
그러나 장점을 발견하지 못하고 내 것으로 만들지 못하면 단점만이 부각되어 버리니 탭댄스를 멀리하게 됩니다
탭댄스는 장점이 단점보다 많으니 제대로 익혀 인생의 좋은 특기로 쓰면 좋을 것입니다

〈행한 것〉이 승리다. ®

19. 탭댄스하는 사람에게 하고 싶은 말, 꼭 알아야 하는 것

취미로 재미로 처음 시작하는 분들이라면
조급하게 생각 마시고 편안히 즐기세요
한 번에 한 스텝씩만 알고 있어도
그것으로 걸음마 하면서 하나씩 배워나가면
무한히 엮어나갈 수 있으니
너무 많은 것을 한 번에 익히려 하지 말고
배운 것을 차근히 익혀 나가십시오
그러면 시간이 흐를수록 점점 실력이 향상되면
늘 즐거운 탭댄스가 될 것입니다

<행하지 않은 것>이 패배요, 실패다. ®

20. 탭댄스 강사나 무대, 현장에서 뛰는 사람들에게 하고 싶은 말

탭댄스로 현실을 유지하며 존재한다는 것 자체가 상당히 어렵기도 합니다
하나의 구상은 탭댄스로 확실히 자신이 자리잡기 전까지는
다른 것도 맞물려서 부지런히 매치시키며 해 나가는 방법이 좋습니다
그러다가 탭댄스만으로도 비전이 생기면
다른 사람의 연습실을 시간제로 빌려서라도 운영을 시작하고
나중에는 본인의 연습실을 꾸려 시작하면 꿈이 조금씩 이루어져 나갈 것입니다
중요한 것은 마이너스가 되는 요소들을 없애야 오래 갈 수가 있다는 것입니다
버는 것보다 나가는 것이 많으면 현실적으로 오래 지탱해 낼 수가 없습니다
그러면 탭댄스는 즐기는 수단이 아닌 돈벌이의 수단이 됩니다
그렇게 되면 배우러 오는 사람들은 나와 탭댄스를 함께 즐기는 사람이 아닌
그냥 수강생으로서의 느낌이 더 들게 되기도 합니다
누가 지원과 후원을 해 주면서 운영해 나가는 것이 아니라면
안정된 터전이 마련되기 전에는 함부로 일을 벌여
순간 반짝하고 꺼지고 마는 불빛이 되지 않도록 잘 조절

하며 해야 합니다

그러면 탭댄스는 남녀노소 누구나 즐겁게 할 수 있는 대중예술이기 때문에

수요가 항상 충분하여 오래 지속해 나갈 수 있습니다

> 행해야 승리합니다.
> 그러나 〈미완성의 실천〉으로는 '완성'이라는
> '최고의 것'을 구경하지도 못합니다. ®

21. 템포 탭댄스

보통빠르기의 음악에 맞춰 탭댄스를 합니다
신나게 빠르게만 하는 탭댄스뿐만이 아니라
느리게 하면서도 탭댄스를 재밌게 할 수 있습니다
그리고 이렇게 느리게 하면 처음 탭댄스를 접하게 되는 사람은
아주 즐겁게 탭댄스의 세계에 진입할 수 있습니다
이런 음악들이 은근히 많이 있습니다
댄스비트를 지닌 소프트한 곡이 은근히 많이 있기에
그 곡에 맞추어서 탭댄스 스텝을 만들고 연습하면
더욱 많은 사람이 탭댄스를 즐길 수 있는 길이 열립니다
그런 곡들이 100 템포 전후로 많이 있으니
그 곡에 맞춰서도 즐겁게 탭댄스를 해 봅시다

최선을 다해 '완성한 것'을 보고 쓰는 자는
항상 '완성'이라는 기준을 두고 행합니다.
고로 항상 '완성된 성공'을 이루며 만족하게 삽니다. ®

22. 그냥 하면 되는데 음악에 맞추면 안 되는 탭댄스

그냥 연습할 때는 되었습니다
그런데 음악에 맞추니까 잘 안됩니다
그 이유는 음악이 귀에 들려 리듬이 헷갈려졌기 때문입니다
이걸 잘 되게 하는 방법은
계속 여러 번 반복해서 익숙하게 만들면 됩니다
그러면 결국 다 됩니다

크게 생각해라. 크게 행해라, 많이 행해라.
그리고 커라. 만들어라. 변화되어라. 차원을 높여라.
그러면 된다. 이상적으로 된다. ®

23. 피곤해서 잠을 자는 탭댄스

눈을 감으면 피곤이 가라앉으면서 잠이 올 수 있는 여건이 됩니다
눈을 뜨고 잠을 잔다는 것은 정상이 아닌 특이한 경우입니다
잠을 자면 근육도 조용히 쉬며 가라앉습니다
잠은 쉬는 것입니다

탭댄스가 잠을 자게 되면 근육이 쉬게 되니 당연히 탭댄스는 할 수가 없습니다
근육이 깨어 있어야 탭댄스는 하게 됩니다
잠은 근육의 움직임을 멈추고 쉬게 합니다
잠이 드는 근육으로는 탭댄스를 할 수가 없습니다
피곤치 않게 근육을 유지해야 탭댄스가 잠을 안 자게 됩니다

중간까지 점수가 좋았어도 '끝'에 포기하면 승리자라고 할 수 없다.
중간까지 못 했어도 '끝'을 잘하면 운명이 바뀐다. ®

24. 탭댄스 디자인

탭댄스가 모양이 나오기 시작하는 것
그냥 제자리만 하면 폼이 안 납니다

폼이 안 나는 것은 음식이 비주얼도 안 되고 맛도 없는 것과 같고
패션이 멋도 없고 실용적이지 않는 것과도 같습니다
이렇게 모든 분야에서 모양이 보기 안 좋은 것입니다

이런 상태를 디자인한다는 것은 새롭게 멋지게 바꾸는 것입니다
모양을 더 만들고 리듬을 더 다양하게 하고 폼나게 만드는 것입니다

탭댄스를 디자인하는 것은 더 화려하게, 더 멋지게, 더 리듬있게 만드는 것입니다
디자이너가 되는 것
이것 또한 안무의 능력, 표현의 능력이 됩니다

〈핵〉은 '답'입니다. '주인'입니다.
〈핵〉을 알고 〈핵〉과 일체 되면, 성공합니다. ®

25. 탭댄스 스텝으로 가는 길

스텝을 두세 가지를 연결을 시킵니다
A, B, C, D로 만들었습니다
ABC가 처음에는 익히기가 어색하고 힘듭니다
자꾸 ACB 또는 AAB
이런 식으로 엉켜서 응용이 나와버립니다
가는 길은 많습니다
원하면 마음껏 가도 됩니다
그러나 ABC를 처음 하고자 할 때
그것을 할 줄 알면서 다른 것을 변형시켜야 더욱 온전한 것입니다

〈전자 제품의 구조〉를 알아야 잘 쓰듯이,
인간의 최고 첨단 장비인 〈뇌의 구조〉를 알고 쓰면
성공합니다. ®

26. 탭댄스 슈크림 붕어빵

 붕어빵을 좋아하는 것은 탭댄스를 하면 좋아하면서 하는 것과 같습니다
 그런데 스텝을 하다가 평범하게 가는 것 같다가 응용이 되어 리듬이 현란하게 바뀌면
 그것은 바로 붕어빵을 먹다가 슈크림이 들어 있는 부분을 먹는 것과 같습니다

 그와 같이 음식을 먹으며 느껴지는 맛과
 탭댄스 스텝을 할 때 느껴지는 즐거움이 비슷하다고 할 수 있습니다
 음식을 먹을 때 즐겁듯이 탭댄스를 할 때 그렇게 즐거운 것입니다

 그냥 하는 것은 붕어빵만 먹는 것이고
 음악까지 함께 곁들이면 슈크림 붕어빵을 먹는 것입니다

> 성공하는 데 있어서 '때'를 모르고 성공하는 사람은 없습니다.
> 성공하고 승리하는 데는 꼭 '때'가 들어 있습니다. ®

27. 여유 있는 탭댄스 레슨

귤, 사과 한 바구니에 2천 원, 3천 원 할 때와 달리
한 바구니 5천 원, 1만 원 해도 잘 팔리는 사람은 여유가 있습니다
손님이 와도 느긋이 보게 하고 잘 고르도록 기다려주기도 하고 좋다고 설명도 합니다

탭댄스 레슨 수강료를 충분히 책정하고 진행하는 클라스는 여유가 있습니다
시간도 크게 구애받는 것도 없어 보이고
스텝을 배우는 것도 초근히 하면서도 더 많은 것들을 다양하게 하기도 합니다
여유 있게 배우는 탭레슨의 시간은 의외로 더 많은 것을 얻고 만족하게 됩니다

비싼 옷을 사는 명품 매장은
손님이 좀 없다 싶을 정도로 한산해도 한 제품만 팔아도 이득이 큽니다
모든 것이 다 맞게 적용되는 건 아니지만
가르치는 사람의 마음도, 배우는 사람의 마음도 늘 여유가 있었으면 좋겠습니다

> 모두 〈때〉에 맞춰 행해야
> 잘되고, 승리하고, 성공합니다. ®

28. 탭댄스 상대의 입장으로 설명하기

R - 자기는 알기 때문에 대강 말하고, 보통으로 설명한다
그러나 상대는 초행길을 가는 것과 같아서 그렇게 해서는
설명한 것의 70%밖에 이해를 못 한다

이 점을 명심하고 상대에게 설명을 해 줄 때는
상대의 입장에 서서 그 관점에 맞게 초근초근 확실히 설명해 주어야 합니다

> 성공하려면 어릴 때 투자하고,
> 가르치고, 키우고, 관리하고, 위대한 말씀을 주며
> 행하게 해 줘야 됩니다. ®

29. 탭댄스 고수가 된다는 것

우선 내가 원하는 대로 스텝과 리듬을 마음대로 구사할 수 있어야 합니다

안 되는 발을 잘 되게 만드는 것입니다

그렇게 해도 안 되는 위치에 있으면 하수인 것이고

그걸 노력해서 잘 되게 만들수록 하수에서 중수, 고수로 올라가는 것입니다

그런데 드물게 하수인 듯한데 고수의 눈을 지니고 있는 사람도 있습니다

> 〈시작의 책임〉을 얼마나 '제때' 하느냐에 따라서 〈승리와 패배〉가 좌우됩니다.
> 시작을 제때 안 하고 늦게 하면,
> 음식을 제때 먹지 않는 것과 같아서 맛이 안 납니다.
> 그러니 음식을 먹다가 말 듯, 하다가 맙니다.
> 아이스크림도 제때 먹어야 시원하지 제때가 지나서 녹으면 먹다가 맙니다.
> 시원할 때 먹으면, 끝까지 먹고 끝장을 냅니다.
> 이와 같이 제때 시작하지 않으면 끝장을 못 내고 끝나고,
> 제때 시작하면 끝장을 내고 맙니다. ®

30. 새롭게 시도되는 상품과 탭댄스

 기존 유명했던 제품과 다르게 새롭게 출시되는 제품, 상품들은
 신선하기는 하지만 인지도가 없기에 대중들의 관심을 받기가 어렵기도 합니다
 이것은 새로운 신인가수가 노래를 들고나와서 인기를 얻기 어려운 것과도 같습니다
 탭댄스도 늘 보이던 익숙했던 스텝과 달리 새로운 시도가 있을 때 신선하기도 하지만
 인지도가 없으니 관심을 못 받을 수도 있습니다
 이것은 모든 법칙에 적용되는 것이니 그저 인정받기 위해 노력하는 수밖에 없습니다

성공하고자 해야 많이 행한다.
사람이 간절히 원하고 결심하고 행하면, 크게 되든지 작게 되든지 되기는 한다.
그런데 사람이 원하는 것을 얻으면 간절히 희망했던 때와는 마음이 달라진다.
그래서 성공해도 오래 못 가는 자들이 많다.
얻은 후에도 마음 변하지 말고, 더 차원 높여 높이 올라가는 삶을 살아라. Ⓡ

31. 탭댄스와 달걀

달걀은 21일이 지나면 병아리로 부화가 됩니다
껍질을 깨고 나오는 것입니다
Shuffle(셔플)을 하면서 발가락을 시원하게 움직이게 만드는 과정
Hop Shuffle Step(합 셔플 스텝)을 템포에 맞게 꾸준히 반복하되
발가락을 올리는 것을 계속 신경 써 줘야 합니다
그 근육을 올리는 것을 계속 해 주다 보면
어느 순간엔가 Shuffle(셔플)을 할 때 발가락이 원활히 움직여지는 게 느껴집니다
드디어 달걀을 깨고 병아리가 나오는 것입니다
그런데 이렇게 시간이 지나면 부화가 되지만
문제는 병아리가 부화하려면 그 21일 기간 동안 일정한 온도를 유지해 줘야 한다는 것
그와 마찬가지로 템포에 맞춰 계속 연습을 성실하게 해줘야
시간이 흘러 발가락이 완성된다는 것입니다

성공할 자인데 많이 실패한다.
이는 교육받지도 않고 행하지도 않기 때문이다. ®

32. 몸이 받아들이는 탭댄스

탭댄스를 처음에 접하면 스텝들이 평소에 안 하던 것이라 어색하고 잘 안 됩니다
어느 정도 시간이 흐르면서 계속 반복을 해 주면
그때야 몸에 익숙해지면서 그때부터 스텝들이 되기 시작합니다
그 스텝들이 이제 몸에서 적응이 되어 익어진 것입니다
술을 처음 마신 사람은 처음에는 독하게 느껴져 먹기 힘들다가
그래도 자꾸 먹게 되면 나중에는 술이 달다고 합니다

사람의 몸은 처음에 안 맞는 것도 계속 접하게 되면 적응되어 익숙해집니다
익숙해지는 모든 것을 자기 인생을 좋게 만드는 것을 해야 합니다
탭댄스를 몸에 받아들이는 것은 건강에도 아주 좋은 것입니다

매일 할 일을 하는 자는 매일 성공하는 자다. ®

33. 탭댄스의 道 - 수백 가지 차원

R - 같은 자료로 집을 짓더라도 '수백 가지 차원'으로 짓는다

같은 돌로 공원을 만들더라도 '수십 가지 차원'으로 만든다

사람도 그러하다

이렇듯 탭댄스 작품도 같은 스텝들로 만들더라도
수백, 수천 가지로 다양하게 만들 수 있는 것입니다

〈같은 법칙과 이치〉는 '똑같은 수순'이다.
그러니 시대가 발달돼도 예전에 했던 생각과 행위를 똑같이 하게 된다.
고로 〈차원〉을 높여야 앞장서고,
〈방법〉을 달리해야 성공한다. ®

34. 탭댄스와 발톱

탭댄스 하다가 Toe(토)로 세워서 해야 하는 기술들(Toe Stand, Scissor step)을 쓰게 되면 발톱이 아프게 됩니다

이 기술을 쓸 때 발톱이 너무 길거나 짧게 되어 있으면 눌려서 상당히 아프게 됩니다

기술 자체가 난이도가 있는 것인지라 아픔이 없을 수는 없지만

최대한 그래도 괜찮게 하려면 발톱을 가지런하게 미리 잘 깎아놓고

Toe(토)로 서는 기술을 써야 좀 더 수월하게 할 수 있습니다

<전체>를 못 얻어도 <핵>을 차지하는 것이 잘되는 비법. ®

35. 탭댄스 Stomp(스톰프)와 Step(스텝)을 구분하는 맛

Stomp(스톰프)는 뒷굽의 Heel(힐) 징과 발가락의 Toe(토) 징이
동시에 바닥에 닿으면서 소리를 내는 것입니다
Step(스텝)은 발가락(Toe) 징만 바닥에 붙이면서 소리를 내는 것입니다

Step(스텝)은 날렵하고 빠른 동작의 느낌
Stomp(스톰프)는 편안하고 탄력을 받는 동작으로
이 두 개를 구분하여 쓸 줄 알면 탭댄스의 재미가 더욱 느껴집니다

처음 탭댄스를 하는 사람은 이 두 개를 구분하는 걸 모르는데
이걸 알고 구분하며 쓰게 되면서부터
탭댄스의 재미와 맛이 달라지는 게 느껴집니다

〈생각〉이 그리도 중합니다.
사람은 어떤 생각을 하느냐에 따라서, 〈몸〉으로도 그와 같이 행하게 되고,
그에 따라 '자기 삶'이 결정되기 때문입니다.
〈생각〉에 의해 '성공과 실패'가 좌우됩니다. ®

36. 탭댄스 몸과 마음 만들기

　탭댄스를 몸만 만든다 생각할 수 있는데 마음도 같이 만들어야 됩니다
　몸의 기술뿐만 아니라 마음의 정신력과 멘탈도 같이 만들어야 됩니다
　축구선수가 기술만 좋다고 잘하는게 아니라 정신력도 멘탈도 강해야 잘하듯
　마음도 잘 먹고 잘 만들어 나가면서 해야 합니다

현재 자기 인생이 성공한 사람은
과거에 살아온 삶이 모두 기쁨 거리로 떠오르고 생각됩니다.
그러나 현재 성공하지 못한 사람은
과거에 살아온 삶이 모두 슬픔과 고통으로 떠오르고 생각됩니다. ®

37. 쉽게 풀어나가는 탭댄스

10개의 계단이 있는데
어찌 처음부터 10계단을 오르겠는지요?
1계단을 먼저 올라가면 되는 것이고
그다음에 다음 계단을 올라서면 되는데
한 번에 너무 많은 것을, 높은 곳을 가려 해서는 안 됩니다

10번을 시도할 때 10계단, 5계단 등
되지도 않는데 그렇게 10번을 시도해서 실패하는 것보다
1번에 1계단씩 10번을 하면 마지막 10번째에는 10계단에 올라서게 됩니다

쉽게 갈 수 있는 길을 어렵게 가게 되면 탭댄스가 질려 버립니다
이렇게 쉬운 길로 가도록 해야 합니다

인생이 다 성공해도 '핵'을 성공하지 못하면, 성공하지 못한 것이다. ®

38. 탭댄스와 껍데기

 Riff walk(리프 워크) 걸을 때
 양발이 이어지고 끊어지지 않는 왈츠 리듬으로 하는 걸 얘기했는데
 그게 안 되고 자꾸 3박자씩 끊어집니다
 옆에서 하던 사람이 리듬 타며 흔들며 하라고 하니
 그것을 해 보더니 소리가 이제 이어져 잘 나옵니다
 상체를 흔들며 그렇게 하는 것은 나중에는 하지 않고
 유령이 걷듯, 모델이 걷듯 상체가 흔들림 없이 리프 워크를 해야 더 멋지고 자연스럽기에
 상체 움직이며 하는 것을 처음에는 얘기를 안 한 것인데
 그런데 처음 하는 사람에게는 그게 아닌가 봅니다

 상체 움직이며 리듬 타는 게 처음 배우는 사람에게는 도움이 되는 것입니다
 나중에 발소리를 잘 하게 되면 상체도 흔들리지 않게 그때 만들어야지요
 처음부터 상체까지 흔들림 없이 소리를 만들라고 하는 주문은 어려운 것입니다

 껍질은 성장하기 전까지 필요한 것이고 성장이 다 되면 껍질을 깨고 버리고 가는 것이듯
 상체를 움직이는 껍질 동작은 처음 배울 때는 도움이 되니 쓰도록 하고
 나중에 다 완성시킬 정도의 리듬이 나오면

상체를 움직이며 도움받던 껍질은 그때 벗어버리면 되는 것입니다

<생각>을 잘못하면, '작은 일'도 '큰일'도 모두 손해가 가고 실패한다. ®

39. 탭댄스와 '텃새'

'텃새'라는 게 하나를 오래 해서 이미지나 실력이 굳혀진 거라 얘기한다면
 이 텃새가 너무 하나로만 깊게 심어지면
 다른 새로운 능력을 얻게 되거나 경험하여 받아들여야 할 때는
 '텃새'로 인해 어려움과 낯섦을 겪게 됩니다

'텃새'가 그것만 하게 된다면 완성되어 보이겠지만
 때론 새로움을 접할 때는 방해가 될 수도 있습니다
 그것을 알고 '텃새'를 부려야 할 것입니다

<생각>이 고장 나서 기능을 상실하면, <만사>가 실패다. ®

40. 탭댄스 소유의 품격

내가 그 '것'을 배우고 가지고 있다는 느낌
이 '것'은 퀄리티가 있어서
나의 삶의 품격을 높여준다는 생각

뭔가를 소유하게 될 때 이런 느낌을 가지게 되는 경우가 있습니다

탭댄스의 스텝을 배우고 소유하게 된다는 것은
이런 마인드가 생겨야 합니다
탭댄스는 그 정도의 가치가 있습니다

일해야 이긴다. 행해야 이긴다. ®

41. 탭댄스와 무대 울렁증

그냥 연습할 때는 잘 되는데
영상으로 찍으려고 할 때나
사람들 앞에서 보여주려고 할 때는
괜히 더 신경 쓰여서 잘 되던 스텝도 엉키고 헷갈리고 틀립니다

이것은 무대 울렁증과 같이 신경이 걸려서 그런 것입니다
이것을 극복하지 못하면 대중 앞에서 하는 것을 뛰어넘지 못하고
혼자 연습만 계속하게 됩니다

영상으로 남기고 사람들 앞에서 선보이려면
극복해 나가야 할 문제입니다

<뇌>가 굳으면 성공하지 못한다. 꿈을 이루지 못한다. ®

42. 탭댄스와 암세포

암세포처럼 번지는 실수하는 스텝들에 대한 이야기입니다

총 4개의 콤비네이션을 연결시켜 스텝이 만들어졌는데
이 4개를 한 번에 깔끔하게 하면 완성되는데
1,2,3은 잘 되는데 4번이 계속 틀리면서 그것이 계속 안 고쳐지니
이 4번째 스텝으로 인하여 결국 잘 되던 앞의 것까지도 틀리게 됩니다
안되는 4번으로 인해서 잘되던 앞의 것까지 암처럼 나쁜 틀리는 기운이 번진 것입니다

이것을 이겨내어 잘 되는 1,2,3의 기운으로 4번까지 제대로 밀어붙여 성공하는 길
암을 이겨내어 건강하게 되듯 탭댄스를 제대로 만드는 길입니다
계속 안 되는 4번으로 인해 1,2,3번까지 망가지는 길은
암세포를 치료하지 못하고 그대로 몸에 번져 망가지는 것입니다

<생각>으로 인해 '흥하느냐, 망하느냐'가 좌우된다.®

43. 흐름을 타는 탭댄스

리듬을 타는 탭댄스 흐름이 있고
스텝 동작을 타는 흐름이 있습니다
이 리듬의 흐름을 타면 스텝을 만들어 놓을 때 큰 어려움이 없는데
이걸 못 맞추면 동작도 어렵고 스텝 리듬 맞추는 것도 어렵습니다

리듬과 스텝의 흐름
이 두 개의 흐름을 타고
물이 강가를 흘러 내려가듯
음악을 타고 흘러가는 것입니다

생각을 잘못하면 실패하고, 생각을 잘하면 성공한다. ®

44. 탭댄스 발 근육 가열하기

발 근육이 만들어져야 탭댄스가 원활하게 잘 되는데
이 근육을 어떻게 만드느냐

열을 가하면 물체를 변형할 수 있듯이 근육에 열을 가해야 합니다
근육은 계속 반복해서 빠르게 쓰거나 크게 쓰면 가열이 됩니다
템포를 빠르게 해서 반복하면서 맞추도록 연습하거나
느리게 할 때는 동작을 크게 하도록 연습하는 것입니다
그러면 몸이 풀리고 열이 나면서 근육이 가열되어 원하는 모양으로 바꿀 수 있습니다

사람은 〈생각〉에서 성공합니다.
〈생각〉을 잘하느냐, 못하느냐에 따라서
성공도 하고 실패도 합니다. ®

45. 탭댄스 뜸들이기

밥은 뜸을 들이고 배추김치는 소금에 절여 묵혀야 제대로 밥이 되고 김치가 익습니다
그것은 시간을 투자해서 익히는 것입니다

탭댄스 스텝을 익혔으면 무조건 빠르게만 얻어가려 하지 말고
뜸을 들이듯 묵히듯 다양한 템포로 맞춰서 하면서
정확하게 소리와 모양을 내도록 하면서 연습을 하는 시간을 가져야 합니다
그래야 맛있는 쌀밥, 맛있는 김장 김치가 나옵니다
탭댄스도 그와 같이 그러합니다

<해야 할 일>인데 '하기 싫은 생각'이 들면 실패하고,
<하지 말아야 할 일>인데
'하고 싶은 생각'이 들면 실패합니다. ®

46. 탭댄스의 작곡과 편곡

소리를 내면서 탭 스텝 순서를 만드는 것은
음악에 있어서 작곡하는 것과 같습니다

그다음 그 리듬을 박자와 음정을 맞춰 배열을 멋지게 하는 것은
음악에 있어서는 편곡하는 것과 같습니다

음정을 잘 맞추면 똑같은 스텝도 엄청난 변화를 줄 수 있습니다
이렇게 만들어 나갑니다

세상에서 육적으로나 영적으로나 '성공한 사람들'을 보면,
모두 〈생각〉이 좋고 훌륭합니다.
그들은 수많은 생각들 중에서 〈강철 같은 생각, 좋은 생각〉을
택하여 행했습니다.
좋을 때나, 잘될 때나, 힘들고 어려울 때나
한결같이 〈강철 같은 생각, 좋은 생각〉을 택해서 행했기에
육적으로든 영적으로든 성공한 것입니다. ®

47. 탭댄스의 불

불은 타 올라야 불의 기능을 합니다
불이 꺼지게 될 때 계속 태워지게 할 방법은
연료를 계속 주입시켜줘야 하는 것입니다

탭댄스의 불이 한참 활활 타오를 때는
화려하고 지칠 줄 모르고 뜨겁고 열정적으로 하다가
그것이 식어 버리는 때도 있습니다

불이 식는 이유는 여러 여건이 있습니다
외부의 어떤 영향에 의해서인지 내부의 어떤 영향이든
불이 왜 꺼져가는지 원인을 찾아 해결하고
계속 불을 타오르게 하기 위한 연료인
새로운 기술, 새로운 스텝, 새로운 사람 등
계속 새롭게 해 나가야 불이 꺼지지 않고 활활 타오르게 될 것입니다

<자기 생각대로 하는 자>는 고립된 자요, 결국 실패한다. ®

48. 탭댄스의 함정

너무 쉽게 잘 되는 스텝
아까 만들 때는 상당히 어렵게 느껴졌는데
몸의 리듬과 흐름을 찾아 적응이 되니까 아주 쉬워졌습니다
그래서 "이거 수준을 너무 낮게 만드는 거 아닌가" 싶습니다
그러나 그게 함정입니다
잘 되는 것은 몸의 흐름이 아주 잘 맞고 컨디션이 딱 맞게 떨어져 잘 되는 것입니다
이렇게 쉬워 보이는 스텝이
리듬이 안 맞고 몸의 흐름이 안 맞으면
상당히 어렵고 헷갈리게 됩니다

이렇듯 탭댄스는 함정이 있으니
여기에 빠지지 말고 쉽다고 생각하지 말고 어렵다고 어렵게만 보지 말고
여유있게 다방면으로 볼 줄 알아야 합니다

<생각>에서 '성공'도 하고 '실패'도 한다. ®

49. 탭댄스 스텝 만들 때 3가지 핵심 요소 R,S,D

첫째, Rythm 리듬(음정과 박자)

둘째, Step 스텝 모양(어떤 스텝으로 할 것인지)

셋째, Diretion 방향(같은 발로 할 것인지, 다른 발로 할 것인지, 사이드, 프론트, 빽, 크로스, 턴 등으로 다양하게 할 것인지)

이것을 골고루 알고 한다면 엄청 다양하고 재밌는 스텝들을 만들 수 있습니다

> 성공한 사람들은
> 모두 수많은 생각들 중에서 '가장 좋은 생각'을 골라서
> 그 생각을 가지고 '행한 자'입니다. ®

50. 탭댄스 리듬의 길

스텝이 정해지고 리듬을 어떻게 갈 것인지를 생각하게 됩니다
리듬은 음악과 맞추기도 하고
음악과 조화를 이뤄갑니다
'따 다 다 다'로 갈 수도 있고
'땃 다 다'로 갈 수도 있듯이
리듬의 길을 어떻게 가느냐에 따라
스타일이 정해져 나옵니다
자유롭게 여행하듯 길을 선택해 가는 것입니다

―――――――――――――――――――――――――――――
〈생각〉을 잘못해서 다치고, 사고 나고, 죄를 짓고, 실패하고,
〈생각〉을 잘해서 잘되고, 의를 행하고, 성공합니다. ®
―――――――――――――――――――――――――――――

51. 탭댄스 실수 줄이기

이미 다 익혀서 알고 있는 스텝을
공연하거나 영상으로 찍어 남기려 할 때
자꾸 어긋나게 틀리게 하게 될 때가 있습니다
모르는 것도 아닌데,
안 되는 것도 아닌데
이건 연습부족이기보다 실력부족이라 해야 할까요?

이렇게 나오는 실수들이 없어야
온전하게 평온히 탭댄스를 하게 됩니다

성공하려면 끝까지 해라. ®

52. 탭댄스 양발 효과

탭댄스에서 양발을 쓸 수 있다는 것은
두 배 이상의 효과를 볼 수 있습니다
1만 원 내고 2만 원어치 물건을 1+1로 얻어가는 격입니다
우측에 했던 걸 그대로 좌측 똑같이 하면 되니까
1+1만 되겠습니까?
다시 우좌우로 하면 3배로 더 응용이 가능합니다
 양발을 같이 쓸 줄 알면 더 넓은 탭댄스의 세계가 열립니다

성공한 자는 〈생각이 좋은 자〉요, 〈행한 자〉다. ®

53. 탭댄스 소리의 톡 쏘는 맛

Triple(트리플) 기술 정도 할 때 이 맛을 좀 느껴볼 수 있습니다
'따가닷' 하고 몰아칠 때
고수가 젓가락으로 날아가는 파리 잡듯
독수리가 물속의 고기를 순간 낚아채듯
늘어지지 않는 팽팽함 속에 3박 소리를 몰아치듯 내면
이 맛이 납니다
탄산음료를 마실 때 탄산의 톡 쏘는 맛이 나듯
그 맛을 탭댄스 소리에 표현하는 것입니다

그런데 느리게 할 때라도 순간 빠르게 소리를 맞춰가면서 하면
이 맛이 나기도 합니다

제때 하면 찾는 것이 옆에 있기에 바로 찾아 성공한다.
때 놓치면 천 리나 멀어진다. ®

54. 탭댄스 실루엣 효과

잔향 효과, 파노라마 효과인 것입니다
현란한 스텝과 소리가 이어진 후
잠깐 느리거나 멈추게 해서
앞의 동작과 소리를 보고 듣는 사람에게 인식시키게 하고
또다시 다음 것을 이어가게 만드는 것입니다
이러면 실루엣이 아주 멋지게 삽니다

탭댄스 소리도 사람의 뇌에 심어지기에
이런 효과를 만들어 낼 수 있습니다

> 생각났을 때 행하고 가는 자는 성공한 자요,
> 생각났는데도 미루고 가는 자는
> 다른 위치로 가는 자다. ®

55. 어제와 다르게 느껴지는 탭댄스 리듬

어제 분명 음악에 맞춰 제대로 해서 영상까지 찍고 끝냈습니다
그리고 오늘 낮에 같은 스텝을 새로운 사람과 또 합니다
그런데 왜 어제와 전혀 다르게 음이 느껴지는 것일까요?
미세하게 음이 다릅니다
그런데 오늘 하는 게 더 맞습니다!
어제 제대로 했다고 끝낸 후 찍어놓은 영상을 보는데
지금 들어보니 음이 늘어져 있는 것이 들립니다
이건 왜 이런 것일까요?
어제보다 오늘 더 향상된 것인가요?

하나의 흐름 속에 빠져들면 때론 오류를 모르고 빠져들어 가기도 합니다
운전할 때 조수석의 사람이 운전자가 못 보는 걸 볼 때가 있듯이
그런 흐름들이 있다는 것도 알고 해야 합니다

<작은 승리>는 하기 쉽다.
<작은 승리>를 이루어, 그로 인해 차원 높여
<큰 승리>를 해 봐라! ®

56. 탭댄스의 탭슈즈는 금관악기인가 목관악기인가?

탭슈즈 바닥에 부착되어 있는 탭징은 금속입니다
탭슈즈는 가죽과 나무 뒷굽으로 만들어져 있습니다
탭댄스를 할 때 나오는 소리가 금속의 소리가 들리니
그렇다면 금관악기라 할 수 있겠습니다

그러나 보통 탭댄스를 할 때 바닥은 마룻바닥에서 합니다
이럴 때는 나무의 맑은 소리가 들립니다
그러면 목관악기의 소리가 또 들리게 됩니다

탭징은 자체가 쇠라 금관악기 소리가 되지만
바닥의 재질을 무엇을 쓰면서 부딪히느냐에 따라
소리의 음색이 다르게 변화되면서 조화를 이루게 됩니다

"조금 더 큰 것이 그리도 빛나 보이고 커 보인다.
그러니 조금 더 해라.
그러면 뽐힌다." ®

57. 탭댄스 한 수 두 수 내다보기

미리 생각하기와 같은 개념입니다
1,2,3,4,5,6,7,8
8카운트를 맞춰서 리듬을 만들 때
다음 스텝이 1박자에 시작될 때
8박자가 끝난 후 생각하고 시작하면
익숙하게 스텝을 못 익혔으면 틀리게 됩니다
6박자 7박자 할 때 미리 1박자에 나오는 스텝을 생각해둬야 안 틀리게 됩니다
다음 스텝이 무엇이 나올지 미리 생각해 두어야 한다는 것입니다
8박자가 다 끝난 후 1박자가 눈앞에 닥쳤을 때 생각하면
처음 하는 스텝들은 미처 못 하게 될 수도 있습니다
그러니 미리미리 내다보고 해야 합니다

> 〈자기〉를 가지고 '자기'를 성공시키는 것입니다.
> 〈자기〉를 가지고 '자기'를 성공시키려면,
> 〈생각〉이 매우 중요합니다. ®

58. 탭댄스 하나 더 배우기

R - 하나를 더 배우면, 그 차원의 것을 모두 자기 것으로 얻게 된다

Step(스텝)밖에 몰랐던 사람이 Shuffle(셔플)을 알게 되면
Shuffle(셔플)로 하는 모든 차원의 것을 다 얻게 됩니다
또 하나를 더 배워 Hop(합)을 알게 되면
Hop(합)을 통해 할 수 있는 그 차원의 것을 모두 얻게 됩니다

하나를 더 배운다는 것은 단순히 하나의 수준으로 끝나는 것이 아닙니다
그 하나가 적용되는 모든 차원의 것을 다 얻게 되는 조건이 갖춰지는 것입니다

그때마다 '더 급한 것을 하는 것'이 성공 비법입니다. ®

59. 탭댄스와 축구

축구를 하는 걸 보고 있자면
선수들이 공을 앞에 놓고 얼마나 발의 감각으로 발목을 쓰며
강약을 조절하며 볼터치를 잘 하느냐에 따라
공이 자신이 원하는 대로 움직여지는 것을 보게 됩니다

탭댄스 또한 발을 쓰면서 합니다
발가락을 쓰면서 딛는 스텝과
뒷굽을 놓고 발목을 어떻게 꺾어주느냐에 따라
소리의 조화가 만들어집니다

축구는 그렇게 하면서도 자신을 방해하는 수비를 이겨내면서 해야 하는데
탭댄스는 자신과의 싸움이니 어찌 보면 쉬울 듯해도 더 어려울 수도 있습니다

축구도 탭댄스도 자신을 훈련시켜 이런 감각을 제대로 만들어 놓은 사람은
멋진 모습들을 보여줄 수 있게 됩니다

<그 날의 일>은 '그 날' 해야 매일 성공합니다.
<그 날의 일>을 '그 날' 하려면, 정말 '생각'을 잘하고 해야 가능합니다.
<생각>을 잘못하면, 꼭 해야 할 일은 안 하고
필요 없는 일을 하여 실패하기 때문입니다. ®

60. 탭댄스 보는 차원

R - 자기 차원이 낮을 때는 잘했는지, 못했는지 모른다
후에 차원을 높이고 나서 보면, 못한 것이 보인다

상대의 것도, 내 것도
그렇게 수준이 낮을 때와 높아졌을 때
보고 알게 되는 것이 달라집니다

〈자기〉를 가지고 〈자기〉를 성공시킨다. ®

61. 탭댄스 공연 기술

나 혼자 따로 움직인다면
단체로 움직이는 사람과 상관없이 혼자 해도 된다면
발 스텝을 어떤 것을 할 것인지에 대해 그리 영향을 받을 필요가 없습니다
몸이 가는 대로 자유롭게 가면서 리듬을 포인트에 맞게 하면서
그 스텝의 느낌을 잊지만 않는다면 그대로 구사하면 됩니다

그런데 때로는 이게 더 어렵기도 합니다

제때, 제시간에 하여라! 이것이 <성공 비법>이다.
<잘 하는 비법>이다. ®

62. 탭댄스 감 잡기

R - 여러 가지로 반복하면서 '감'을 잡아라

탭댄스가 잘 되는 '감'이 딱 올 때가 있습니다
그런 감각을 얻으려면 자꾸 반복하면서
또 여러 가지를 다양하게 해 봐야 합니다

<좋은 아이디어>가 있어도 <시간>이 없으면 못 하고 실패한다. ®

63. 탭댄스 여러 번 보기

R - 한 번에 다 못 본다. 여러 번 다시 보아라

한 번에 다 알 수 있는 것은 아니니
여러 번 계속하면서 터득해 나가는 것입니다

> 누구든지 〈시간〉을 다스리지 못하면, 문제가 생깁니다.
> 고로 성공하지 못하고 실패합니다. ®

64. 탭댄스 노력의 대가(代價)

R - 자기 실력껏 노력하고 연구하며 열심히 행했다면,
자기 차원에서 점점 더 높은 차원으로 가게 되어
결국 목적한 곳에 이르게 된다

이것은 탭댄스뿐만 아니라 다른 모든 분야에서도 마찬가지 법칙입니다

<끝까지 가는 자>만이 '승리'한다. ®

65. 탭댄스와 요리맛

음식을 먹을 때 새로운 음식을 먹으면 계속 새로운 맛이 느껴지듯
탭댄스를 할 때 뒷굽 내리고 올리는 모양을 제대로 하면서 익힌 스텝들을
그때그때에 맞게 잘 해 주면 스텝은 계속 새롭게 변화되어 나오기에
늘 신선한 요리를 먹듯 희열이 옵니다

그런데 스텝을 대충 뭉개서 하게 되면
그 맛을 느끼지 못하고 먹는 음식과 같아서
그저 배만 부르고 끝납니다

계속 재밌고 맛있게 먹고 스텝을 하려면
제대로 발 모양을 갖추고 해야 합니다

어떤 사람은 쭉~ 열심히 하다가
항상 '마지막 선'에서 낙심하고 포기합니다.
<그 차원의 마지막>은 '제일 금겅사'이고 '오르막길'입니다.
그때 낙심하지 말고 더 힘을 내서 오르면 올라가집니다.
그런데 그때! 힘들다며 포기해 버립니다.
그러니 '수고한 것'이 헛되고,
'수고의 대가'를 얻지 못하는 것입니다. ®

66. 탭댄스 자꾸 하기

R - 자꾸 해봐야 합니다
다섯 번, 여섯 번, 일곱 번씩 자꾸 하다 보면 해집니다

〈인생 최고의 성공〉은 '알고, 아는 대로 행하는 것'이다. ®

67. 탭댄스 만들어지기

R - 물건도, 음식도, 집도 손으로 만들어야 만들어지듯이,
인생은 몸으로 행해야 만들어진다

몸으로 행하면서 연습한 수고와 노력은 헛되지 않습니다
행하면서 자꾸 만들어 나가야 합니다

> 〈인생 최고의 성공〉은
> '자기가 어떻게 살아야 하는지 아는 것'이며,
> '그에 따라 행하며 사는 것'이다. ®

68. 탭댄스 보물상자 열쇠

여러분이 뭔가 배울 것을 찾았다는 것은 보물 상자를 발견한 것과 같고

그걸 배워서 알게 된다는 것은 보물상자의 열쇠를 얻게 되는 것입니다

한 단계 깨닫게 되는 것이 큽니다

깨달을 때마다 보물 상자가 하나씩 열리는 것입니다

인간은 다 '성공'할 수 있습니다.
그러나 실수하여 제대로 못 해서 실패하는 것입니다.®

69. 탭댄스 고통길과 순탄한 길

　사람이 어떤 이는 살면서 고통의 길을 겪게 되는 경우가 있는데
　그 사람은 그 고통의 길을 겪으면서
　많은 일들을 이루어 내기도 하며
　또 그 길을 가지 않았다면 오히려 일찍 죽음에 이르게 되는 삶이 될 수도 있습니다

　반면 고통의 길을 가게 되어 힘겨워 일찌감치 포기하게 되어
　아예 그 길을 못 가게 되는 경우가 있습니다

　탭댄스를 하다 보면 어렵고 힘든 시기를 지나게 되는 경우가 있는데
　만일 이런 시기를 겪지 않았다면 탭댄스를 그냥 안하고 말았을 사람도 있습니다
　또 고통과 어려움을 겪고 평탄한 길이 아니어서 탭댄스를 안하게 되는 사람도 있습니다

　사람에 따라 각자 탭댄스로 인생길을 갈 때 고통의 때와 순탄한 때의 길이 있으니
　자기에게 닥친 그 순간에 잘 대처하여 그 시간이 지나게 되면
　탭댄스의 길을 계속 잘 가게 되는 것입니다

저마다 '큰 성공'은 아니어도 '자기 성공'은 할 수 있습니다.
그러나 실수로 제대로 못 해서 성공하지 못하는 것입니다. ®

70. 탭댄스의 눈

R - '감사'의 눈을 떠야 '감사' 소리가 나와요
'수석' 눈을 떠야 '수석'이 보이지 안 보여

이와같이 탭댄스의 눈을 떠야
탭댄스가 하고 싶지
그냥 하고 싶어지지는 않습니다

또 좋은 돌을 고르는 눈을 터득해야
좋은 돌인지 아닌지 알고 고르게 되듯
탭댄스를 하는 사람들 중에서도
할 줄 아는 실력의 눈을 떠야 잘 하게 됩니다

실수 없이 제대로 하기, 필요 없는 일 안 하기, 순서대로 하기입니다.
이것이 인생도, 일도, 신앙도 '성공하는 비법'입니다.
실수가 없으려면, 꼭 '확인'입니다. 〈확인〉이 '신'입니다. ®

71. 탭댄스와 인간

사람은 어느 나이 때부터 걸음을 걷기 시작하는가
그리고 어느 순간부터 말귀를 알아듣는가

걸음을 걷기 시작하고 말귀를 알아듣는 그때부터 탭댄스를 배우고 시작할 수 있습니다
물론 일어서서 걷기만 한다고 바로 탭댄스를 배우고 따라 하지는 못합니다
본인이 그것을 받아들이고 생각하고 표현해 내려고 할 때 발을 움직이게 됩니다
어느 정도 뇌가 자라서 스스로 인식이 가능해질 때 그렇게 할 수 있습니다
그것은 인간이기 때문에 가능한 것입니다

동물은 태어나고 얼마 안 있어도 바로 뛰어다닐 수도 있지만
탭댄스를 익힐 수는 없습니다
동물은 행여 말귀를 알아들어도
그로인해 생각을 하고 몸으로 탭댄스를 표현해 내지는 못합니다

탭댄스는 오직 인간만이 신나게 할 수 있는 신의 선물입니다

인생을 보세요.
대부분 〈성공 쪽〉은 10%이고, 〈실패 쪽〉이 90%나 됩니다.
왜 그럴까요?
자기 마음대로, 자기가 생각했던 대로 되지 않기 때문입니다.
자기 마음대로 자기 생각대로 된다면
성공률이 90% 이상이니, 누구나 성공하기 쉬울 것입니다. ®

72. 탭댄스 배우는 이들의 고민

발가락 놓느냐 뒷굽까지 놓느냐
오른발 놓느냐 왼발 놓느냐
나의 발소리를 듣느냐 음악을 듣느냐 선생님의 말하는 소리를 듣느냐
여러 가지 고민을 하며 뇌의 감각은 자꾸 혼란스러워집니다

이런 복잡한 시간 속에서라도
계속 정신을 끌어올리고 해보겠다는 의지로 자신을 만들어 나가면 결국 잘 되게 됩니다
감각과 능력이 있는 사람은 더 빠르게 터득하고 깨우치고 익히게 되고
운동신경이 좋고 체력이 좋은 사람은 더 잘 하게 되지만
그걸 컨트롤 못하는 사람은 멋대로 앞서가서 스텝이 꼬이고 리듬도 못 맞추게 됩니다

그렇더라도 아쉬워 말고 꾸준히 계속 즐기며 해 나가다 보면 잘 되는 순간들이 옵니다
그때까지 포기하지 말고 하면 됩니다

<성공할 수 있는 운명적인 결정>은…
곧 마음과 뜻과 목숨을 다하는 것입니다! ®

73. 탭댄스 베풀기

내가 1단계 스텝을 여러 개 가지고 차고 넘치게 있다면
아끼지 말고 베풀고 가르쳐 줍니다
그러면 나는 비워졌기에 새로운 것을 또 찾게 됩니다

이번에 얻게 되는 새로운 것은 1단계의 것은 아닙니다
1단계 것은 이미 겪었기에 새로운 2단계를 찾게 됩니다
베풀었기에 새로워지는 것입니다

〈기존성〉은 기존에 자기가 해 왔던 것이고,
기존에 자기가 생각했던 것이니 90%나 장악하고 있습니다.
그래서 〈새로운 길〉을 택하여 성공하려면,
마음과 뜻과 목숨을 다해야 됩니다.
그러면 〈기존성〉을 이기고 '성공의 길'로 가게 됩니다. ®

74. 탭댄스 용어 기억하기

탭댄스 용어들을 잘 기억하려면
자기가 혼자 익혀서는 시간이 좀 걸립니다
확실히 빨리 기억할 방법은
남을 지도해 주면서 익히면 더 잘 익혀집니다

자기 생각과 자기 삶을 장악하고 있는 〈90%의 기존성〉을
버리지 않고 마음과 뜻과 목숨을 다하지 않으면,
절대 〈새 길〉을 '성공의 길'로 만들 수 없습니다. ®

75. 탭댄스와 큰 사람

R - 큰 사람이 나야 그 지역의 돌과 바위가 하찮아도 귀히 본다

탭댄스가 조용히 있다가 유명인이 하거나
대중매체에 등장하게 되면 가끔 붐을 타게 됩니다
탭댄스 자체로도 가치가 있는데 그것이 평소에는 드러나지 않다가
갑자기 유명세를 타게 되는 경우입니다

유명인사가 하고 대중매체에 나와서 탭댄스가 어필되는 상황이 아니고
탭댄스가 귀하기에 유명인사가 배우고 대중매체에서 쓰이게 되는 것입니다

이 쌍방간의 관계를 생각해 봅니다

목적지에 가려고 하는데, 시간이 부족하다 합시다.
그러니 '성공율 10%, 실패율 90%'입니다.
이때 〈가능하게 하는 방법〉은 잠 안 자고 먹을 것 안 먹고
마음과 뜻과 목숨을 다하는 것입니다. ®

76. 탭댄스와 얼어 있는 개미

겨울철에 꽁꽁 얼어붙어 있는 개미를 보면 '추워서 얼어 죽었구나' 하고 생각하게 됩니다

그런데 희한하게도 날이 풀리고 얼음이 녹으면 얼어있던 개미도 다시 살아 움직입니다

얼어붙는 순간에 무슨 호흡 작용이나 피부작용을 한 것인지

영화 속에서 인간이 수면인채로 냉동상태로 들어갔다가 다시 깨어나면 살아나는 것처럼

만물들이 겨울잠을 자고 봄이 되면 깨어나듯이

그렇게 개미는 몸 상태가 찌그러지지만 않고 그 형태만 잘 유지된다면 다시 살아납니다

지금 이 시대가 온 세계가 코로나 여파로 또 자기 스스로나 외부의 여건에 의하여

탭댄스 겨울을 맞게 되어 죽은 듯 지내고 있게 되는 경우가 많습니다

그렇지만 겨울이 지나면 봄이 오고

겨울에 얼음이 얼어서 꼼짝 못했던 개미가 날이 풀리니 다시 움직이듯이

어려운 시기가 지나면 다시 봄이 올 것입니다

스스로 자신만 형태가 무너져 깨져버리지 않는다면 다시 움직일 날이 올 것입니다

때와 시기는 어쩔 수 없다 해도 내 스스로 무너지는 것은 하기 달린 것입니다

잘 이겨내어 봄이 오면 다시 살아 움직이는 탭댄스를 해야 합니다

> 열 번을 해서 안 돼도, 해야 됩니다!
> 자꾸 하면 '연습'이 되고 '훈련'이 됩니다.
> 고로 '유능'하게 되어 결국은 '성공'합니다. ®

77. 탭댄스 개발

R - 자기를 개발해 달라고 아무에게나 맡기지 말아라
사람들은 자기 하는 일에 억지로 자기 좋아하는 대로만 개발해 주려고 한다
하나님께 기도하고 자기가 깨닫고 개발해야 한다
또 그것에 타고난 자에게 맡겨야 한다

나의 탭댄스 길이 그러합니다
만일 내가 하나님께 영감 받아 터득하지 않고 일부 어떤 사람들에게 배웠다면
나는 아마 한 스타일만 탭댄스를 할 줄 아는 사람이 되었을지도 모릅니다
그러나 나는 하나님께 받아 깨닫고 연구하고 개발하여 모든 스타일을 다 추구해 나갑니다
비록 나의 능력이 부족해 한계 이상은 이르지 못한다 하여도
내가 타고 나만의 것을 찾아 계속 만들어 가고 있습니다

---

*<성공의 길>로 가려면, 마음과 뜻과 목숨 다해 행해야 합니다.
마음과 뜻과 목숨 다해 행해야 <불리한 가운데>서도
'좋게' 행하여 성공하게 됩니다. ®*

78. 탭댄스 분별법 & 탭슈즈 분별법

R - 〈악〉을 가지고 〈선〉을 분별하려 하지 말고,
〈선〉을 가지고 〈악〉을 분별해야 합니다
〈거짓〉을 가지고 〈진실〉을 분별하려 하지 말고,
〈진실〉을 가지고 〈거짓〉을 분별해야 합니다

〈잘 못하는 탭댄스〉를 보고 탭댄스를 분별하려 하지 말고
〈잘 하는 탭댄스〉를 보고 탭댄스를 분별해야 합니다
〈나쁜 탭슈즈〉를 신고 탭슈즈를 분별하려 하지 말고
〈좋은 탭슈즈〉를 신고 탭슈즈를 분별해야 합니다
〈짝퉁〉을 가지고 〈진품〉을 분별하려 하지 말고
〈진품〉을 가지고 〈짝퉁〉을 분별해야 합니다
〈오답〉을 가지고 〈정답〉을 분별하려 하지 말고
〈정답〉을 가지고 〈오답〉을 분별해야 합니다
〈비진리〉를 가지고 〈진리〉를 분별하려 하지 말고
〈진리〉를 가지고 〈비진리〉를 분별해야 합니다

각자 모두에게 '성공 자료'가 있습니다. 그 자료가 어디에 있냐고요?
'각 지체'에 숨어 있습니다.
그러나 가지고 있어도 쓰지 않으면 모릅니다.
〈발 재주〉가 있어도 '발'을 써야 재주를 알게 되고,
〈손재주〉가 있어도 '손'을 써야 재주를 알게 되고,
〈말재주〉가 있어도 '말'을 해야 재주를 알게 됩니다.
〈없던 재주〉도 자꾸 연구하고 해 보면 생기는데,
〈이미 가지고 있는 재주〉도 못 써먹고 끝나면 되겠습니까? ®

79. 같은 탭댄스 스텝, 다른 노래

어느 한 가수의 노래가 아주 맘에 들어서 그 가수의 다른 노래도 찾아 들어보는데
음… 처음 들었던 만큼의 매력이 없습니다
처음 들었던 곡은 노래 자체가 그 가수의 음색과 특징을 아주 잘 살려 주어서
노래만 듣고도 그 가수의 음색이 좋아진 것입니다
그런데 다른 노래에서는 그 가수의 목소리인데도 그 느낌이 안 나옵니다
노래가 문제인 것입니다

이처럼 똑같은 탭댄스 스텝들로 구성된 것인데도
어떤 음악에 어떻게 구성시키느냐에 따라
스텝의 묘미가 다르게 들릴 때가 있습니다

음악과 노래와 가수의 음색에서 이처럼 차이를 느꼈듯이
탭댄스 스텝의 느낌을 노래에 어울리게 잘 배합할 때
더욱 탭댄스가 신나게 들리고 보이게 될 것입니다

그냥 성공하는 사람이 있습니까?
〈성공할 것〉을 찾아다니며, 뭐라도 시동을 걸어 시작합니다.
그러다 몇 년, 몇 십 년씩 고생합니다.
그러다가 '그 면의 달인'이 되고, 자리를 잡게 됩니다.
행한 만큼 '능력자'가 된 것입니다. Ⓡ

80. 탭댄스와 구운 마늘

마늘은 생 걸로 먹으면 매워서 못 먹지만
구워 먹거나 잘 쪄서 먹으면 맵지 않게 맛있게 먹을 수 있습니다

마찬가지로 탭댄스도 신나게 보인다고 막 가르치면
처음 배우는 사람은 잘 소화할 수가 없습니다
잘 구워서 요리하듯 차근히 가르쳐 줘야
마늘 구워서 맛있게 먹듯 재밌게 잘 배울 수가 있습니다

몸에 좋은 마늘도 먹는 방식에 따라 때론 독이 되기도 하듯
배우는 방식에 따라 인생에 도움이 될 탭댄스가
때론 도움이 안 될 때도 있습니다

어떻게 해서라도 〈목적〉을 알고 참여하여 행했으니, 성공한 것이다! ®

81. 탭댄스와 굳은살

굳은살이란 좋게 보면 숙달되었다는 것입니다
기타를 치는 사람은 손가락 마디에 굳은살이 박혀야 되는 것이고
손으로 일을 많이 하는 사람은 손마디에 굳은살이 생겨줘야
손이 안전하게 보호되면서 일을 수월하게 할 수 있습니다
그러니 굳은살은 곧 경지에 오르고 있다는 좋은 현상으로 볼 수도 있습니다

탭댄스로 굳은살이 생기는 것은
그만큼 탭댄스로 실력도 향상된다는 좋은 것으로 봐도 좋습니다

> 너만 겪고 고생하고 산을 넘어 온 것이 아니다.
> 성공한 자들도 겪고 고생하면서 성공의 산을 넘어 왔다. ®

82. 탭댄스 안무를 노래에 맞춰 만들 때

노래와 맞춰서 할 때 만드는 방법에 대해 정리해 봅니다

1. 가수의 목소리를 듣고 그것과 맞춥니다
2. 악기의 연주 소리를 듣고 그것과 맞춥니다
3. 노래와 악기 소리를 듣고 그것과 조화를 이뤄 리듬을 넣습니다

이 세 가지를 기본 핵심으로
다양하게 그 음악의 스타일에 어울리도록 스텝의 조화를 이룹니다

스텝은 만들 때의 기분에 따라 영향이 큽니다
스스로 얼마나 다양한 세계를 이해하고 지니고 있느냐에 따라
안무의 세계는 더욱 방대해집니다

> 자기가 자기 스스로 '성공 길'을 가게 만들기도 하고,
> 못 가게 만들기도 한다. ®

83. 탭댄스 농사짓듯 하여라

R - '탭댄스'를 농사짓듯 하여라

농부가 추수하기까지 씨를 뿌리고 가꾸고 퇴비하며
정성을 들이면서 오랜 시간 수고하듯이
그렇게 농부의 마음처럼
꾸준히 '탭댄스'를 하는 것입니다

저마다 성공할 수 있는 '자기라는 자료'가 있다.
그러나 목표를 정해라. 구상해라. 설계해라. 생각해라. 그리고 행해라. ®

84. 탭댄스가 잘 안 되는 원인

R - 마음으로는 100% 할 수 있을 줄 알았는데 이상하게 안 된다
그 원인은 '행동 성장'이 제대로 안됐기 때문이다

탭댄스에서 '행동 성장'은 곧 근육을 만든 것이고
체력과 테크닉을 제대로 연마해서
몸과 정신이 갖춰져 있어야 하는 것입니다
그때부터 마음먹은 대로 스텝이 되는 것을 겪게 되는 것입니다

생각 차원이 낮아도
누구의 생각으로 사느냐에 따라 성공과 실패가 좌우된다. ®

85. 탭댄스의 道 - 정말 하고자 하는 마음

R - '정말 하고자 하는 마음'이 있는 만큼 빨리 성장됩니다
'마음과 생각'이 강한 만큼 빨리 성장됩니다

당연히 알고 있는 듯하지만
이것을 실제로 행하는 것은 참으로 어렵습니다

〈판단〉을 잘못하고 행하면, 실패다. ®

86. 탭댄스 레이백 기법 Lay back

레이백 음은 미는박이라고 본다는데
산토끼 노래를 빨리 당기면서 뛰는 게 아니라
좀 여유 있게 따라오며 흐름을 놓치지는 않고 맞추며 간다는 개념입니다

굿거리 장단을 레이백으로 하면
덩 기 덕 쿵 덕
'덩'에 '기'로 넘어가는 게 레이백과 같은 느낌인 듯
'기'에서 '덕'으로 넘어갈 때는 싱코페이션 느낌인 것입니다

이 레이백 기법도 알아서 탭댄스 리듬에 쓰면 멋질 듯합니다

〈표현〉을 잘하고, 〈설명〉을 잘하고, 〈글〉을 바로 쓰고,
〈말〉을 바로 하고, 〈행실〉을 바로 하기다.
이는 '성공하는 데 있어서 절대적으로 합당하고 필요한 일'이다. ®

87. 탭댄스 싱코페이션 기법 Syncopation

싱코페이션이 당김음이라고 합니다
밋밋하다고 할 수 있는 늘 듣던 리듬에 변화를 주는 것
산토끼 노래를 예를 들면
산토끼가 뛰어가다가 두둑 두둑 튕기면서 가는 것이라 하면 좋겠습니다

여럿이 할 때 탭댄스 리듬에 싱코페이션을 넣으면
서로 약속되지 않으면 엇박자로 음이 엉망이 될 수도 있습니다
서로 약속된 부분에서 변화를 준다면
듣는 사람은 아주 새로울 것입니다

솔로로 할 때는 변화를 주고 싶을 때 다양하게 하면 좋을 듯합니다

> 누구나 최선을 다하면, 저마다 '자기 차원'대로
> 100% 승리하고 성공할 수 있습니다. ®

88. 길들여진 탭댄스 바닥재

똑같은 재질의 바닥재인데
오래된 것은 때묻은 신발로 밟아도 아무런 티가 안 나고 잘 썼는데
새로운 바닥재는 밟자마자 신발자국이 남습니다
오래된 바닥재에서 할 때는 전혀 몰랐던 사실을
새 바닥재에서 확실히 알게 되었습니다

새로운 바닥재가 신선하고 좋지만
미끄럽고 때가 타니 신경이 많이 쓰입니다
늘 신던 신발은 신경 안 쓰다가
새 신발 신으면 신경 쓰이는 것과 같습니다
새로운 바닥재가 길들여질 때까지는 시간이 좀 지나야 하겠습니다

낡아지면서 길들여지는 것
길들여지면서 내게 맞게 편안해집니다

반면 길들여지면 신선함은 사라질 수 있습니다
길들여져도 늘 새롭게 나아가야 합니다

〈섬세하게〉 하면, '성공'합니다. ®

89. 탭댄스의 道 - 세 가지의 성장

R - 온전하게 살려면, 성장해야 합니다
세 가지의 성장이 필요합니다
곧 '육 성장, 정신 성장, 행동 성장'입니다

온전하게 탭댄스를 잘 하려면 실력이 성장하여야 합니다
몸도 정신도 행동으로 표현하는 것도
다 성장하여야 온전히 완성됩니다

일을 할 때는 미루거나 중단하지 말고 〈할 때 해야〉 된다는 것입니다.
〈할 때〉 안 하고 미루면, 결국 그 일을 못 합니다.
대부분 어떤 일을 〈할 때〉 힘드니까 미루고 중단하게 됩니다.
그러나 힘들어도 〈할 때 하면〉 무엇을 하든지 이상적이고, 성공하고,
꿈을 이루고, 그리함으로 운명이 뒤바뀝니다. ®

90. 탭댄스의 道 - 뇌 사용

R - 온전하게 살려면 첫째, '뇌'를 잘 사용해야 합니다

탭댄스를 온전하게 잘 하려면 뇌를 잘 써야 합니다
머리를 잘 써야 한다고 말할 수도 있겠습니다

<성공의 비법 중의 하나>가 '섬세함'이다. ®

91. 감칠 맛 나는 탭댄스

음식을 먹을 때도 맛을 음미하듯 먹으면
포만감이 생길 때까지 계속 맛있게 골고루 먹을 수 있듯
탭댄스도 너무 급하게 하지 말고
스텝 하나 리듬 하나 제대로 생각하면서 몸에 익히면서 나아가면
탭댄스의 재미와 맛을 더욱 느끼게 됩니다
그리고 그 맛은 스텝을 어떻게 선택해서 어떻게 구성을 하느냐에 따라
요리의 맛이 달라지듯,
옷을 입을 때도 패션 스타일이 달라지듯
아주 다양하게 표현해낼 수가 있습니다

"빠른 자가 성공한다." ®

92. 탭댄스 무너지면 나만 손해

잘 되고 있을 때는 모르다가 안 될 때가 있습니다
안 되는 것은 내 자체적 영향이라면 그래도 이해는 되는데
나로 인한 것이 아닌 상대와 외부의 영향으로 인해 기준이 하락한다면
그 손해되는 부분을 어떻게 메꾸겠는지요?
누구에게 찾아가 물을 수도 없고
어디에서 회복될 길을 찾을 수도 없고
혼자 발을 동동 구르며 있어도 나아질 것은 없습니다
행여 누군가의 도움을 받는다면 참으로 고마울 수 있지만
그것만 기대하고 나 스스로는 아무것도 안 한다면
계속 손해의 길로 가게 됩니다
그러니 무너지지 않도록 늘 평소에 '나를 지키기'를 잘 할 것이며
외부 영향으로 타격받을 때도 누구 탓하거나 하면서 약해지지 말고
끝까지 강하게 지켜나가야 합니다
그러면 다시 일어설 수 있습니다

세상만사 모든 일도 성공하려면, 빨리해야 된다. ®

93. 탭댄스 흡수 능력, 인식, 성장

처음에는 아무것도 모르니 배우면서 따라하기만 했는데
이제 어느 정도 아는 스텝이 나오면
내가 스텝을 어떻게 때리고 있는지 인식을 할 수 있는 단계가 됩니다
혼자 할 때도 그러하지만 여럿이 하고 있을 때는 특히 더욱 알게 됩니다
그리고 본인의 흡수능력에 따라
하나를 알려줘도 여러 가지를 터득해 갈 수도 있습니다

능력이 향상될 때 제대로 배우고 터득하게 되면 많은 것들을 이루게 됩니다
그때가 오면 기회이니 시간과 열정을 투자해 수준을 팍팍 올려두어야 합니다
주기를 타듯 탭댄스 흡수가 잘 되는 때가 있고 안 되는 때도 있으니
잘되는 주기가 왔을 때는 집중하고 노력하고 투자해서 많이 얻어놔야 합니다

> 만사의 모든 일은 〈때〉를 맞춰서 해야 됩니다.
> 고로 '제때 빨리'해야 됩니다.
> 〈성공하고 승리한 것들〉을 보면, 모두 제때 서둘러서 빨리 했습니다. ®

94. 탭댄스 가르치는 대로 익힌다

아무것도 모르는 사람이 탭댄스를 처음 접하면
그는 가르치는 대로 따라 합니다
그것이 전부이니 그렇습니다

잘 가르치면 잘 하고 못 가르치면 못하게 됩니다
단순하지만 확실한 법칙입니다
그러니 잘 가르치는 사람을 만나면 아주 좋습니다
그런데 탭댄스는 은근 잘 가르쳐도 본인의 감각에 따라 못 하게 되기도 합니다

노력해서 기술을 조금 익힌 사람은 새롭게 할 때마다 수준은 올라가게 됩니다
새싹에 거름을 준 것처럼 잘 받아들이고 체질이 맞는 사람은 실력이 쑥쑥 큽니다

조금 할 줄 아는 사람은 가르쳐주면
본인이 지닌 것과 접목해서 새롭게 터득해 나가기도 합니다
플러스 효과를 누리면서 실력이 배가 됩니다

나무가 처음 자랄 때 철사로 방향을 잡아 놓으면
나무는 그 흐름대로 수형이 잡히듯

탭댄스는 처음 가르치는 대로 발모양이 형성이 되어 버리니
잘 가르쳐줘야 합니다

빨리해야 '성공하고 승리할 가능성'이 높습니다. ®

95. 탭댄스의 현란함

현란함이 동작으로 현란하게 할 수도 있고
리듬으로 현란하게 들리게 할 수도 있습니다
또 의상으로 현란하게 할 수도 있습니다
조명으로 현란하게 할 수도 있습니다
그리고 음악을 선택할 때 현란한 음악을 아예 선택해도 됩니다

> 〈승패를 겨루는 경기〉를 할 때도,
> 〈삶〉을 살 때도
> '더 빨리하는 자'가 성공하고 승리합니다. ®

96. 탭댄스 스텝 핵심 신경 쓸 것

1단계 - 순서 제대로 익혔는가

2단계 - 순서 속에서 뒷굽 제대로 들고 내리는가

3단계 - 순서 속에서 발가락 모양 똑바로 올리고 내리는가

4단계 - 박자 제대로 맞추면서 하는가

5단계 - 음정 제대로 맞춰서 하는가

<행한 자>는 얻고, '행한 것으로 인해 성공의 비법과 교훈'도 얻는다. ®

97. 탭댄스 띄어쓰기

'아버지가 방에 들어가신다' 이게 정상적인 말인데
이걸 띄어쓰기를 다르게 하면
'아버지 가방에 들어가신다'가 되어 완전히 다른 뜻이 되어 버립니다

탭댄스를 띄어 쓰는 것은 박자를 바꾸는 개념입니다
박자를 바꾸면 리듬이 완전히 새롭게 됩니다
삼박자를 '따 다 다'로 정박으로 갈 수도 있고
'쿵 딱 따'로 왈츠로 갈 수도 있듯이
박자를 바꾸면 음의 뜻이 다르게 됩니다

이 띄어쓰기 박자를 잘 활용하면
듣는 사람이 이해할수록 아주 다양하게 만들 수 있습니다

<과거의 것>은 '과거를 유지하는 데' 쓴 것이다.
항상 '지금 현재 진행하는 이때에 잘하기'다.
그래야 <미래>도 '성공의 삶'으로 운명이 기울어진다. ®

98. 탭댄스 칼라

색깔은 참 다양합니다
보통 검은색으로 글을 잘 씁니다
그리고 빨간색, 파란색 등
자주 쓰는 색으로 그냥 무난히 쓰듯
탭댄스도 본인이 자주 쓰는 색으로만 스텝을 하는 일이 많습니다
그러다가 어느 유별난 색을 보거나 쓰게 되면
상당히 새롭거나 색다른 느낌이 듭니다

스텝도 똑같이 그러합니다
칼라 색깔도 조화가 이뤄지면 어울리기도 하지만
보색이 되면 극과 극이 되기도 합니다

탭댄스 스텝이 칼라이기에 그렇게 다양한 조합에 따라
느낌이 완전히 달라지게 됩니다

운동경기를 하는 자가 졸고 자면서 승리할 수 없습니다.
생활의 잠을 자고 조는 자 역시 '인생 승리'를 할 수 없습니다. ®

99. 탭댄스와 겨울

겨울에 탭댄스 하는 것은 몸도 마음도 다른 계절보다 힘듭니다
우선 날이 추우니 몸이 움츠러져 있습니다
연습실이 따뜻하다면 그래도 좀 덜하지만
겨울이면 실내도 추울 때가 있으니
실내에서라도 몸에 열이 오를 때까지는 아무래도 힘듭니다
여름에는 또 더워서 힘들고요

봄, 가을이 탭댄스 하기에는 제일 좋습니다
결국 10도~25도 사이가 춤추기에는 제일 좋습니다

그래도 여름, 겨울을 우리나라에서 살면서 피할 수는 없으니
냉난방기를 만들어 대처한 인간의 지혜와 기술처럼
노력과 의지로 이 겨울을 헤쳐나가야 할 것입니다

> 〈때와 기회〉가 왔으면 어떤 이유도 대지 말고,
> 벗었으면 벗은 대로 나가 맞아야 됩니다.
> 그러면 〈기회〉는 책임지고 자기 품에 넣고 데리고 갑니다.
> 이같이 〈기회〉를 대하는 자만 성공하고 승리합니다. ®

100. 탭댄스 기록 남기기

첫 번째, 영상 시대이니 영상으로 찍어 두는 게 가장 확실합니다

두 번째, 용어가 있으니 용어를 같이 적어 두면 더욱 확실합니다

세 번째, 하는 방법을 설명해 두면 더욱더 확실합니다

100% 한 자는 승리한 자다. ®

이 책과 함께 이 페이지의 쿠폰을 보여주시면
탭댄스 레슨(개인레슨 or 그룹레슨)
1회를 무료 수강할 수 있습니다.

문의 : 010-9075-2023